Alison Adoue

Adieu endométriose !

Alison Adoue

Adieu endométriose !

Je change mon alimentation

Éditions Vie

Imprint

Cover image: www.ingimage.com

Publisher:
Éditions Vie
is a trademark of
Dodo Books Indian Ocean Ltd., member of the OmniScriptum S.R.L Publishing group
str. A.Russo 15, of. 61, Chisinau-2068, Republic of Moldova Europe
Printed at: see last page
ISBN: 978-613-9-59112-1

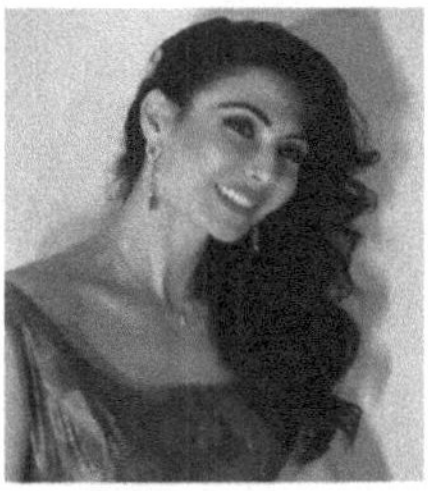

Je m'appelle Alison et je suis une « EX-endométriosique »!

J'ai ressenti le besoin de coucher ces mots sur le papier pour aider les femmes à la vie hachurée par les douleurs, dans l'incapacité de vivre pleinement, souvent incomprises et découragées.

Tout au long de ces pages, je vous ferai partager mon long parcours pour retrouver la santé.

Vous avez dû entendre maintes fois que vous étiez trop à l'écoute de votre corps, et bien moi je vous dis, au contraire, soyez bien à l'écoute de votre corps !

Bonne lecture les filles !

« Santé, le plus vénéré des bienfaits pour les mortels ».

Ariphron de Sicyone

Vivre sans sentir son corps, en oubliant ses organes.
Un souhait si simple qui pourtant m'a semblé pendant longtemps, trop longtemps irréalisable.

Dès mes premières menstruations, ma vie est devenue souffrance.
Le plaisir de devenir « jeune fille » a été gâché car je me suis sentie aussitôt « prisonnière » d'un corps douloureux avec lequel je devais cohabiter.

Depuis mon adolescence, mon quotidien a été jalonné de douleurs, de calculs pour prévoir les périodes d'ovulation et la date des règles.
Parfois des phrases dites avec désinvolture, voir condescendance me blessaient « arrête de t'écouter », « ce n'est jamais plaisant cette période », « il faut savoir en prendre sur soi », «c'est normal d'avoir mal », « tu ne serais pas un peu douillette», « excuse facile pour manquer les cours » etc...

Combien de fois ai-je entendu les médecins généralistes, les gynécologues m'affirmer que c'était normal, les règles s'accompagnent souvent de douleurs et certaines femmes sont plus sensibles que d'autres. Il fallait déstresser.
Je ne suis pas stressée, j'ai mal.
Il fallait donc accepter, cacher socialement son mal être physique qui forcément a un impact sur le moral.

Pas facile de dire, lorsqu'on est invitée par des amis, « attendez que je regarde le calendrier car je crois que je ne pourrai pas venir j'aurais mes règles » !
Idem pour les voyages et surtout avoir toujours sur soi des calmants.

Et je ne parle pas des absences scolaires avec mots d'excuses que le professeur lisait dubitatif et soupçonneux.

Il m'a fallu m'inscrire à des cours par correspondance jusqu'à l'obtention de mon baccalauréat afin de mieux vivre ma scolarité trop impactée par mes absences et par la peur d'être malade pendant les cours. Ainsi, j'ai pu suivre des études « normales » en gérant mon temps en fonction de mes symptômes.

- Tout commence en novembre 1991, j'ai 13 ans. Je ne me sens pas bien, j'ai mal au ventre, aux ovaires, aux intestins, à l'estomac, nausée, saignements abondants, caillots et oui… j'ai mes premières règles !

Est-ce cela devenir grande ?!

Les femmes autour de moi me disaient que c'était le prix à payer pour être une femme et un jour pouvoir enfanter.

Les mois passent et mon calvaire ne fait qu'empirer.

Ma mère, attentive, et voyant ma souffrance, m'a emmenée consulter successivement médecins généralistes et gynécologues.

Aucun diagnostic n'a pu être posé et ma douleur a été banalisée !!!
Mais en fin de consultation j'avais tout de même droit à cette petite phrase assassine «elle ne serait pas est un peu stressée et anxieuse la jeune fille ?».
Phrase qui me donnait envie de leur hurler « la jeune fille en a marre d'avoir mal alors oui elle est un peu stressée et anxieuse».
Il faudrait que les médecins comprennent que si le moral agit sur la santé, la réciproque est valable.

La seule solution préconisée : les médicaments !

Il m'a donc été prescrit :

1 - Une pilule contraceptive pour soulager les douleurs des règles
2 - Des anti douleurs
3 - Des antispasmodiques

Ce fut juste un petit pansement sur une plaie qui s'agrandissait d'année en année.

A chaque période de mon cycle, j'avais des douleurs plus ou moins différentes.

Période folliculaire : fatigue, douleurs aux intestins.

Ovulation : nausée, douleurs aux ovaires, maux de tête, aux intestins

Période prémenstruelle : les symptômes s'amplifient

Menstruations : là c'est la totale ! vomissements, troubles intestinaux, brasier dans le ventre, la sensation que l'on m'arrache les ovaires si bien que je sombre dans des états comateux où il n'y a plus d'espace-temps.

Ma famille est démunie face à ma situation.

Que faire mis à part ingurgiter des analgésiques pour avoir un semblant de vie sociale et de vie tout court.

Emprisonnée dans une sorte de toile d'araignée de douleurs dont je ne sais où elle commence et où elle finit puisque j'ai mal partout.

« Sois sage, ô ma douleur, et tiens-toi plus tranquille »

Charles Beaudelaire

- Mars 2009, mon état de santé m'invalide trop, je ne profite plus de rien, je maigris, mon teint est cireux, je commence à faire de l'acné rosacé, je vomis fréquemment car je ne digère plus. Mon moral est au plus bas.

Le médecin, en désespoir de cause, décide alors de me faire passer une échographie pelvienne qui permettra de visualiser la vessie, les voies urinaires, l'utérus, les ovaires, les trompes.

Et là, miracle ! J'ai une pathologie au nom qui m'est totalement inconnu :

une endométriose évolutive sévère stade IV.

Premier effet : contentement et une certaine forme de soulagement.

La radiologue hoche la tête au fur et à mesure que je lui décris mes symptômes et elle déclare : « tout cela est logique car vous me décrivez les symptômes qui correspondent à votre pathologie, vous souffrez d'endométriose ».
On vient de me découvrir une maladie dont j'ignore tout mais paradoxalement je suis heureuse.
Les larmes me montent aux yeux. Je suis enfin comprise !
Une personne m'autorise à avoir le statut de malade.

Deuxième effet : la peur. Endométriose ? Qu'est-ce que c'est ? C'est grave ? Peut-on en guérir ?
Elle m'explique alors ce qu'est l'endométriose.

C'est une maladie gynécologique fréquente qui touche 10 à 20 % des femmes.
Source de douleurs chroniques et d'infertilité (1ère cause d'infertilité parfois pernicieuse car elle peut être aussi asymptomatique), elle se caractérise par la présence, hors de la cavité utérine, de tissu semblable à celui de la muqueuse de l'utérus (appelée endomètre).

Les lésions d'endométriose présentent les mêmes caractéristiques que la utérine. En particulier, elles sont sensibles à l'action des hormones ovariennes (oestrogènes).

C'est pourquoi on qualifie l'endométriose de « maladie oestrogéno-dépendante ».

Le plus souvent, les lésions d'endométriose sont présentes dans la région pelvienne au niveau :

3 *Des ovaires*
4 *Du péritoine*
5 *Des ligaments utérins*
6 *Du rectum (cloison entre le vagin et le rectum)*
7 *De la vessie*

Plus rarement, elles se trouvent en dehors du pelvis, au niveau :

8 *Du côlon ou de l'intestin grêle*
9 *Du col de l'utérus, du vagin*
10 *De la paroi abdominale interne*
11 *Des uretères*

Exceptionnellement, des lésions d'endométriose peuvent même apparaître sur des organes à distance de l'utérus (plèvre, poumons) et même dans le cœur et le cerveau.

En France, l'endométriose touche entre 1,5 et 2,5 millions de femmes en âge de procréer, soit une femme sur 10 et vraisemblablement beaucoup plus puisqu'elles sont confrontées à un retard de diagnostic « quasi systématique », qui est en moyenne de sept ans.

Pour moi, il a fallu 16 ans ! 16 ans d'errance médicale…

Troisième effet : en mode guerrière !

La radiologue, douce, compréhensive, m'explique que je dois être atteinte de cette maladie depuis des années. Qu'il faut que je prenne rapidement rendez-vous avec un spécialiste car j'ai beaucoup de lésions surtout au niveau des ovaires.

Elle me souhaite bon courage.

Bon courage ? Le courage, c'était avant.

Maintenant c'est de l'abandon. On va me prendre en charge.

Lorsque j'y pense, être heureuse d'avoir une pathologie, pas grave certes mais bien invasive, c'est étrange non… ce sentiment !

Si seulement les médecins m'avaient vraiment écoutée.

Il est vrai qu'à cette époque encore, l'endométriose était assez méconnue mais j'ignorais que c'était aussi le cas du corps médical.

Certains médecins indignes de ce nom ont osé me dire que c'était psychologique et l'un d'entre eux m'avait même conseillé d'aller consulter un psychiatre !

Lorsque la cause d'une pathologie est inconnue ou méconnue, il arrive souvent que les « malades » soient classés dans des cases : les hypersensibles, les hypocondriaques, les stressés, les psychosomatiques etc… et voilà, ne cherchons pas plus loin.

Tel Ponce Pilate, on s'en lave les mains.

Pour moi, le diagnostic étant posé, tout s'est enchaîné rapidement. Rendez-vous avec l'un des plus grands spécialistes si ce n'est le plus grand.

Il m'écoute attentivement, me comprend et me prescrit plusieurs examens avant l'intervention chirurgicale qui n'est apparemment plus une option.

1. <u>IRM</u> permettant de localiser les atteintes endométriosiques
2. Examen echo-endoscopie endo-colique, endo-rectale et endo anale pour localiser les adhérences.

Il aurait dû durer 10 minutes mais le médecin m'a demandé si j'étais d'accord pour le prolonger de 10 minutes . J'ai accepté car cela permettait d'avoir une idée plus précise des dommages occasionnés par l'endométriose.
Mais quelle douleur ! Je fixe l'horloge face à moi, je me mets en quelque sorte en autohypnose.

3. <u>Analyse de sang complète</u> avec dosage du marqueur CA 125.

Ce marqueur peut, notamment, révéler une endométriose mais je ne le savais pas.

Son taux étant très élevé, j'ai demandé à la secrétaire du laboratoire ce que cela signifiait. Elle a téléphoné au médecin du laboratoire puis, après avoir raccroché, elle m'a dit d'une façon très détachée « c'est un marqueur du cancer des ovaires donc si c'est élevé c'est que vous avez le cancer des ovaires ».

Assommée par cette information brutale, j'ai immédiatement téléphoné à mon chirurgien qui m'a rassurée en m'expliquant le but de ce dosage et je me souviens encore de la rage dans sa voix à l'encontre du médecin du laboratoire qu'il a qualifié d'incompétent mais pas seulement ......

L'intervention chirurgicale est alors programmée pour le 21 avril 2009.

Les deux semaines qui ont précédé l'opération, je ne suis pas anxieuse, au contraire, je suis impatiente.

Enfin, le grand jour arrive.

Coelioscopie et laparotomie de quatre heures, avec notamment reconstruction de l'ovaire gauche et coagulation large de lésions péritonéales diffuses très congestives et très vascularisées.

Le chirurgien m'a dit être satisfait même il n'avait pas pu enlever toutes les lésions car certaines d'entre elles étaient peu accessibles.

Ma convalescence se fait rapidement.

Les médecins m'ont prévenue que l'endométriose était une pathologie qui se soignait mais ne guérissait pas. Elle peut se stabiliser ou récidiver à plus ou moins brève échéance.

D'où la nécessité d'un suivi médical sérieux et régulier avec contrôles (IRM, dosage CA 125) et prise de traitements hormonaux afin de stopper ou ralentir sa progression.

L'opération n'élimine pas la cause première de la maladie.

On doit alors apprendre à vivre avec une épée de Damoclès au-dessus de la tête.

L'endométriose étant une maladie hormonodépendante, pour l'enrayer, ou du moins diminuer les symptômes, il convient donc de la priver de son hormone à savoir : l'oestrogène.

S'en suivit donc un traitement de trois injections de Décapeptyl (une tous les deux mois) pour mettre mes ovaires au repos et espérer assécher les lésions persistantes en provoquant une ménopause artificielle et ainsi priver l'organisme de l'hormone qui nourrit les cellules d'endomètre : l'oestrogène.

Le soir, après la première piqûre, j'ai ressenti une douleur insoutenable aux ovaires.

Le lendemain, j'ai eu une migraine atroce. Puis, durant 5 mois, j'ai ressenti tous les effets indésirables de la ménopause : bouffées de chaleur suffocantes, fatigue, douleurs articulaires ......qui font partie des effets secondaires de ce médicament.

Petite anecdote édifiante sur l'incompréhension de l'endométriose :
Connaissant ma pathologie, je me suis rendue dans une herboristerie pour trouver quelque chose de naturel qui puisse m'aider à supporter le traitement en m'apportant bien être et confort.

L'herboriste m'a dit « vous savez à quoi est dû l'endométriose ? »
J'ai secoué négativement la tête et, sur un ton très sérieux et convaincu, il a ajouté « c'est la conséquence d'un viol ou du refoulement de l'homosexualité ».

Je suis abasourdie... pour ne pas dire choquée.

Je n'ai pas été violée, je n'ai subi aucune agression sexuelle, je ne refoule rien, je ne suis pas homosexuelle et quand bien même !

En novembre 2010, j'ai dû faire une échographie de contrôle par un radiologue spécifiquement formé afin de confirmer ou infirmer la persistance des nodules d'endométriose mais aussi pour savoir s'il y avait une éventuelle progression de la maladie.

Il n'y avait pas de progression mais les nodules étaient toujours là.

A la fin du traitement par Decapeptyl, j'ai dû prendre une pilule progestative en continu pour priver mon organisme de l'hormone oestrogène.

Là encore, il m'a fallu en changer plusieurs fois en raison de leurs effets secondaires tels que : maux de têtes importants, tachycardie, vertiges et même narcolepsie pour l'une d'entre elles !

Grâce à l'opération, je n'avais plus de douleurs pendant l'ovulation ni durant les menstruations mais subsistaient des douleurs digestives et une fatigue perpétuelle.

J'en ai fait part à mon gynécologue qui, après m'avoir prescrit moult examens sanguins et radiologiques aux résultats négatifs, ne comprenant pas ce qui pouvait me provoquer encore tous ces désagréments et douleurs persistantes, m'a dit que ce n'était plus de son ressort.

A partir de maintenant si vous ne vous reconnaissez pas dans ce que je vais vous décrire, soyez patientes et vous verrez que la dernière partie de mon récit peut, elle aussi vous concerner.

« De deux douleurs simultanées, la plus forte obscurcit l'autre ».

Hippocrate

Désespoir. Les examens sont bons et pourtant je sais bien que quelque chose ne va pas.

Dois-je me contenter de ne plus sentir mes ovaires et faire avec ces douleurs digestives ?

Je sens que les pilules progestatives ne me conviennent pas car elles m'occasionnent trop d'effets secondaires que je ne supporte plus.

De mon propre chef, j'arrête donc les traitements hormonaux puisque de toute façon, si mon endométriose progresse, il faudra sans doute me faire opérer à nouveau à plus ou moins brève échéance.

J'en ai marre. J'arrête tout et advienne que pourra.

Je voudrais tellement vivre normalement.

Malgré l'arrêt des pilules, je ne constate aucune amélioration sur mes douleurs digestives. J'ai souvent très mal au ventre, des crises de colites qui me plient en deux mais aussi d'autres troubles intestinaux invalidants et des vomissements.

J'en suis à un point où je ne sais même plus s'il est normal d'avoir mal.
Mon entourage me dit que « non ce n'est pas normal ».
Un antispasmodique m'accompagne partout.

Suis-je donc la seule à ressentir cela ?

Il m'arrive de regarder les gens en me posant cette question « pourrais-je un jour, comme eux, marcher, me plier, courir, faire des choses somme toute normales et banales ? »

Non, j'en suis incapable car j'ai trop mal au ventre et à l'estomac.

Ont-ils mal au ventre, au moins un petit peu, après avoir mangé, s'être alimentés ?

Lorsque les symptômes s'installent progressivement au fil du temps, il est quasiment impossible de faire la différence entre ce qui est normal et ce qui ne l'est pas.

Il faut vivre avec puisqu'on n'en connaît pas la raison.

Le nœud de souffrances avait commencé à se démêler puisque mon endométriose était soignée, je n'avais plus les effets secondaires des pilules progestatives mais à quoi étaient donc dû mes douleurs ?

Vers qui me tourner ?

Les dîners entre amis sont difficiles physiquement et psychologiquement car je refuse de me montrer souffrante.

« C'est quand on a plus d'espoir qu'il ne faut désespérer de rien »

Senéque

Par chance, ma tante rencontre un naturopathe et lui décrit mon calvaire.

Il l'a écouté attentivement et avec un sourire entendu, il lui a dit : « qu'elle vienne me voir, j'ai le remède à ses soucis de santé ».

Elle me traîne à son cabinet car je finis par avoir peur d'entendre encore des mots qui me plongeront une fois de plus dans le désespoir.

Pour la énième fois, j'explique mon parcours comme un automate.

Et là... il me parle de mon alimentation !

Oui, je ne digère pas le lactose depuis ma plus tendre enfance.

Oui, j'ai toujours eu des douleurs digestives.

Oui, j'ai des effets sur ma peau, elle commence à faire des petits boutons rouges.

Oui, j'ai eu une endométriose.

Oui, j'ai une fatigue chronique etc... etc...

Après cet inventaire, il me demande d'aller faire des tests et là on constate que je produis trop de Candida Albicans (levure) ce qui peut provoquer différentes pathologies et notamment digestives.

Encore quelque chose qui m'est totalement inconnu. Mais qu'est-ce que c'est ?

Le Candida Albicans est un champignon microscopique, habituellement inoffensif, présent depuis toujours sur nos muqueuses, notre peau, nos intestins mais s'il prolifère d'une façon anarchique, il devient pathogène en libérant des toxines.

On parle alors de candidose.

Prédisposition génétique ?

Les professionnels de santé connaissent encore mal la candidose et cette affection reste donc rarement diagnostiquée en France.

En cause ? L'effet combiné de certains médicaments (antibiotiques, corticoïdes, pilule contraceptive...) et d'une alimentation trop riche en sucres raffinés.

L'ampleur réelle de cette maladie insidieuse est surtout reconnue aux États-Unis et au Canada.

Malgré l'étendue du problème, le corps médical n'a pas réellement cherché de protocole spécifique à cette pathologie. Souvent, le médecin propose un antifongique ou un antibactérien sauf qu'en général, si le problème semble résolu, il réapparaît rapidement.

La solution, pour moi : Arrêt de tout ce qui favorise la levure c'est-à-dire : gluten, sucre raffiné, fructose, fermentation et bien sûr le lactose auquel je suis intolérante depuis l'enfance.

J'écoute attentivement cette énumération et catastrophée, je dis à mon naturopathe : « Très bien et je me nourris de quoi ? De graines ? »

Il me donne alors, des dépliants sur lesquels sont consignés les aliments conseillés à droite et à gauche, ceux à éviter.

Il ajoute en souriant « Je vous assure que si vous suivez ces conseils, vous vous sentirez mieux et puisque je sais que vous êtes gourmande et que vous aimez cuisiner, vous deviendrez vite inventive et au besoin, je suis là ».

Je suis revenue chez moi très dubitative car il me semblait un peu simpliste de remédier à mon état en changeant uniquement mon alimentation.

Mes proches m'incitent à faire ce régime pendant une semaine. Qu'avais-je à perdre ?

Et au bout de 48 heures, étonnement, mes douleurs s'atténuent progressivement.

Une semaine plus tard, je ne prends plus aucun médicament pour soulager mes douleurs digestives.

C'est incroyable. Je vais mieux.

Enfin, je sais ce que veut dire le silence des organes.

Mon état continu à s'améliorer de jour en jour. Ma peau est plus éclatante, j'ai meilleure mine, j'ai pris 5 kg et j'en suis ravie. Je vis normalement et je suis enfin en bonne santé.

« La nourriture que tu manges peut être la plus douce et puissante des médecines, ou le poison le plus lent. »

Ann Wigmore

Très naïvement, je croyais qu'il y avait des allergies alimentaires qui pouvaient être graves avec oedème de Quincke, voir mortelles et des aliments que l'on digérait plus ou moins bien et qui nous rendaient « patraques » mais jamais je n'aurais imaginé que certains aliments que nous ingérons quotidiennement pouvaient être des poisons insidieux, pernicieux qui, jour après jour, altéraient un peu plus notre santé.

Mes problèmes digestifs et intolérances étaient de plus en plus forts. Envahi, saturé par cette levure, mon corps réagissait.

Je venais de démêler le dernier fil de ma pelote de douleur.

« Que ta nourriture soit ton médicament et que ton médicament soit dans ta nourriture »

Hippocrate

Il m'a fallu chercher les produits qui me convenaient, en découvrir de nouveaux, apprendre à les cuisiner, savoir où les acheter.

M'habituer à de nouveaux goûts, de nouvelles textures ...

Mon naturopathe avait raison sur toute la ligne. Non seulement ma nouvelle alimentation avait transformé ma vie en faisant disparaître mes douleurs mais j'ai eu par la suite une énorme et belle surprise.

Comme je l'ai dit précédemment, une endométriose peut stagner, progresser ou flamber à tout moment et il faut faire des contrôles réguliers.

Suite à mon changement alimentaire et sans aucune médication, les I.R.M montraient que les lésions d'endométriose persistantes n'avaient pas évoluées et il n'y avait pas de reprise.

Puis un jour, le radiologue m'a annoncé que non seulement, il n'y avait pas de récidives mais les lésions avaient tellement régressé qu'elles avaient presque disparu.

Ceci s'est confirmé lors des contrôles suivants.

Mon alimentation, en créant des inflammations, nourrissait l'endométriose et lorsqu'elle fut soignée, mes intolérances ont pu être révélées.

Le cercle vicieux allait enfin cesser.

Pour moi, il y a donc un vrai lien entre la nourriture et l'endométriose.

Je n'affirme pas qu'un changement alimentaire soigne/guérit toutes les formes d'endométriose mais je suis persuadée que cela peut éradiquer cette pathologie dans de nombreux cas. J'en suis la preuve vivante.

C'est pourquoi, j'ai voulu partager mon expérience et donner des pistes permettant à chacune de trouver ce qui lui convient.

Ne vous méprenez surtout pas ! Même si vous n'êtes pas comme moi, en excès de Candida Albicans ou ceoliaque (allergique au gluten) ou bien si vous ne ressentez pas des douleurs au niveau du tube digestif, modifiez votre alimentation.

Certains aliments créent des inflammations, ce qu'il faut impérativement éviter, pour nous, les « endométriosiques ».

Inflammations sournoises qui peuvent aussi ne pas provoquer de douleurs.

Il faut donc bannir en premier lieu, les aliments provoquant des inflammations et ceux qui augmentent le taux d'oestrogènes dans l'organisme.

Les produits alimentaires qui contiennent des phyto-oestrogènes sont nombreux, ne vous en privez pas mais éradiquez ceux qui sont excessivement oetrogen-Like.

La plupart des aliments sont modifiés, transformés et il faut privilégier les aliments bruts, le fait-maison ce qui permet d'éviter les additifs, les conservateurs, les ajouts de sucre et de sel.

Attention ! ce n'est pas un régime hypocalorique mais une modification alimentaire, un remplacement de certains produits par d'autres qui ne sont pas inflammatoires.

N'ayez crainte, même si vous vous sentez un peu déstabilisées par ces nouvelles habitudes alimentaires, vous ferez la découverte de nouvelles saveurs que vous pourrez partager avec votre entourage car c'est étonnamment bon !

Plus un régime est restrictif plus il alimente la conversation car les intolérants ne tolèrent pas nos intolérances.

Ainsi dans certains restaurants français, lorsqu'on demande poliment si le plat que l'on veut commander contient du gluten, on est mal perçues voir mal reçues.

Malheureusement, quelques serveurs ou cuisiniers sont parfois peu compréhensifs, voir agressifs, exaspérés, de par leur ignorance des effets de certains aliments sur la santé.

Ils leur arrivent aussi de mentir en affirmant *« oui c'est fait maison »* car pour eux c'est un caprice et de toute façon, ils pensent que leur mensonge n'aura pas de conséquences.

Une invitation chez des « amis » peut être source de moqueries... *« tu fais un régime, tu veux garder la ligne ?* » ou bien encore *« Ah ! Tu te mets à la mode des chieuses healthy food ?»* s'ensuivent des ricanements insupportables.

Qu'à cela ne tienne ! Vous n'allez pas, pour leur bon plaisir, vous rendre malade.

Soirée pastas... emportez des pâtes sans gluten et vous pourrez leur prouver qu'elles sont aussi caloriques que celles au blé et, comme les autres, profitez d'une soirée conviviale.

Si votre relationnel vous apprécie, il comprendra sinon changez-le ! Lol

Prêtes les filles ?

Commençons par celles qui n'ont pas de problèmes d'excès de Candida Albicans.

<u>Produits à éliminer de votre alimentation</u> :

- <u>Le gluten</u> du latin glu (colle) est une masse protéique élastique et visqueuse qui se trouve dans plusieurs céréales, dont le blé, l'orge, l'avoine, le seigle et le triticale ainsi que dans une panoplie de produits dérivés : sauces, plats préparés etc ... car il permet aux ingrédients de bien se lier ensemble.

Chez les personnes sensibles au gluten, les protéines de blé stimulent un médiateur inflammatoire qui empêche l'intestin de jouer son rôle de barrière.

Même si vous n'êtes pas allergiques ou intolérantes au gluten (diagnostiquées coeliaques), vous pouvez y être sensibles et ce, sans symptôme.

Il faut donc bannir tout ce qui en contient tels que : pain, pizza, viennoiseries, biscuits etc...

Il existe des pains et beaucoup de produits sans gluten que vous pouvez trouver aisément non seulement dans les magasins bios mais aussi dans les super et hypermarchés.

Vous avez de multiples choix de pâtes au maïs/riz, riz, sarrazin, quinoa.... une vraie mine d'or.

Pour vos préparations, vous pouvez utiliser des farines de : riz complet, quinoa, sarrazin, maïs, millet....

Vous reconnaitrez les produits certifiés sans gluten au logo « épi de blé barré » apposé sur les emballages. Il est délivré par l'AFDIAG, l'Association Des Intolérants Au Gluten. Des contrôles réguliers sont effectués chez les fabricants alimentaires concernés pour vérifier les installations et la composition des produits.

- Le lactose : contenu dans les produits laitiers d'origine animale dont deux acides gras peuvent stimuler la réaction inflammatoire ayant un effet sur le système hormonal.

Fini le lait d'origine animale, le lait végétal fera partie de votre quotidien : lait d'amande, de riz, de noisette, de coco.

Attention ! Interdiction de prendre du lait de soja ou du soja sous toutes ses formes car il contient des phytoestrogènes.

- La caféine : nuit au métabolisme de l'oestrogène et peut provoquer leur augmentation.

- L'alcool : augmente la perméabilité intestinale qui laisse ainsi passer des molécules issues de bactéries qui déclenchent une réaction inflammatoire.

- Le gras saturé : que l'on trouve dans les produits industriels transformés augmente la présence de molécules associées à l'inflammation.

Il faut privilégier le fait maison afin d'éviter les additifs, les conservateurs, les colorants et les exhausteurs de goût.

- Le sucre : en excès provoque une augmentation de l'état inflammatoire.

Toutefois, si le sucre n'est pas indiqué on peut tout de même en prendre, avec parcimonie, car le corps en a besoin.

Préférez lui le miel, le sucre de coco, le sirop d'agave et les fruits qui contiennent du sucre naturel.

Finis les bonbons réconfortants ? Absolument pas car il existe des variétés de bonbons sans sucre et sans gluten.

Tout comme il existe du chocolat en poudre sans gluten et sans sucre qui réveillera vos papilles dans vos porridges et vos crêpes....

Maintenant, pour les « candidosiques ».

Bienvenue au club !

Parvenir à éradiquer la prolifération de candida albicans est un processus qui demande du temps, de la patience.

Le régime est plus sévère et demande davantage de travail et de discipline.

Il deviendra une routine qui vous paraîtra au premier abord drastique et rébarbative mais pas d'affolement.
Vous apprécierez très vite cette nouvelle hygiène de vie.

En plus de tout ce qui a été énuméré précédemment pour l'endométriose, il faut éviter tous les mets de prédilection du candida Albicans, favorisant la levure :

- la nourriture fermentée
- le fructose (sauf fruits rouges car ils sont pauvres en fructose)
- l'acidité (moutarde, vinaigre)
- les aliments avec moisissures.
- Les produits d'origine animale non biologiques : la viande et le poisson gorgés de métaux lourds, de pesticides et d'antibiotiques.

Un grand nombre d'aliments renferment davantage de fructose que de glucose. Ces glucides pour lesquels nous n'avons pas le capital enzymatique suffisant à leur digestion et qui sont abondants dans l'alimentation moderne sont désignés sous l'acronyme FODMAP (Fermentable Olise, Di, Monozaccharides And Polyops).

De petites tailles, ils ne sont pas ou peu digérés au niveau de l'intestin grêle et sont donc peu digestes.

Qui dit Fodmap dit fermentation des aliments dans le côlon qui alimente les champignons (Candida)

Les aliments riches en Fodmap sont très nombreux et chaque individu a une sensibilité propre aux différents Fodmap.

C'est donc à chacun d'identifier les aliments mal digérés et de les écarter de son alimentation définitivement ou momentanément.

Pour les fruits rouges par exemple on peut consommer :

- framboises : 10 framboises (45 grammes) pauvre en FODMAP
- fraises : pauvre en FODMAP (quantité illimitée)
- myrtilles : : 20 myrtilles (28 grammes) pauvre en FODMAP
- groseilles : : 1 cuillère à café (13 grammes) pauvre en FODMAP
- canneberges: 1 cuillère à café (13 grammes) pauvre en FODMAP
- grenades : 1/4 de tasse (38 grammes) est pauvre en FODMAP

Les propriétés de la grenade sont nombreuses : anti-bactériennes et antifongiques permettant d'éradiquer les parasites infestant le microbiote et autres micro-organismes pathogènes notamment la prolifération excessive du Candida albican.

- ~~airelles~~: non, car riche en FODMAP
- ~~cassis~~: non, car riche en FODMAP
- ~~mûres~~ : : non, car riche en FODMAP

Il existe de nombreux tableaux répertoriant les aliments riches en Fodmap ou pas.

Si le pain vous manque, vous n'éprouverez aucune frustration en le remplaçant par des craquottes sans gluten, ni levure : au quinoa, sarrazin…et cuisinez des crêpes avec différentes farines.

Exemple de recette pour 7 crêpes

Ingrédients :

- 50 g de fécule de pomme de terre ou Maïzena
- 50 g de farine de riz
- 2 œufs
- 210 g de lait de riz

- Dans un saladier, verser la farine de riz avec la fécule ou la Maïzena.
- Incorporer les œufs et remuer.
- Ajouter progressivement le lait de riz en mélangeant bien.
- Laisser reposer au moins ¼ d'heure.
- La pâte est prête à cuire !

Huilez bien votre crêpière ou votre poêle.
Pour avoir des crêpes légères, ne les faites pas trop épaisses.

Selon les crêpes salées ou sucrées, vous pouvez ajouter dans votre préparation des épices, des herbes, de la vanille...

Bonne dégustation !

Prenez plaisir à innover !

Il vous faudra apprendre à écouter votre corps qui ne se gênera d'ailleurs pas pour vous rappeler à l'ordre au moindre faux pas.

<u>Exemple</u> : *puisque j'ai droit aux fruits rouges, à la saison des cerises, j'en ai mangé une quinzaine ce qui par rapport à d'autres personnes n'est pas beaucoup.*

Or peu de temps après, j'ai eu des crampes à l'estomac, une crise de colite carabinée. Mon corps sonnait l'alarme.

Tel Sherlock Holmes, j'ai commencé une enquête minutieuse pour trouver le responsable de mon état.

Il m'a fallu procéder par élimination et les seules coupables possibles étaient les cerises !!

Mais pourquoi les cerises puisque ce sont bien des fruits rouges ?

J'ai fait des recherches pour découvrir que, ô surprise, dans et sur la peau de la cerise comme sur nombreux fruits à noyau, il y a des germes de levure. Dans l'estomac, ils fermentent le fructose, ce qui peut causer des douleurs gastriques !!!

Parallèlement, il est conseillé de faire une cure détox.

Il en existe différentes que vous pourrez trouver en pharmacie, dans les herboristeries et dans les magasins bios.

Généralement, durant la cure détox, il est conseillé d'arrêter la consommation du sucre sous toutes ses formes : pâtes sans gluten, riz, pomme de terre, fruits....

Pour ma part, je trouve que cette diète impacte trop le métabolisme et lorsque j'ai un peu trop abusé d'aliments autorisés mais qui doivent être consommés avec modération, je fais une petite cure d'une semaine d'aloé vera en ampoules.

La phytothérapie propose des solutions afin de se soigner avec des extraits de plantes et leurs principes actifs naturels :

- L'aloe vera, un puissant agent antifongique.
- L'extrait de pépin de pamplemousse, un antibiotique naturel.
- L'acide caprylique, naturellement présent dans l'huile de coco, désagrège les parois cellulaires du candida albicans.
- L'ail, contenant des composés soufrés aux vertus anti-inflammatoires et antifongiques.
- Les pré et probiotiques, permettant de restaurer l'équilibre naturel du microbiote intestinal.
- L'huile essentielle d'arbre à thé (tea tree), aux propriétés antibactériennes, antivirales, antifongiques et antiparasitaires.

Les huiles essentielles antifongiques sont des remèdes de choix, mais il est impératif de demander conseil à un praticien en aromathérapie car elles sont puissantes et peuvent être dangereuses. Leur utilisation doit être de courte durée et alternée car elles sont toxiques pour le foie.

<u>Petite anecdote cocasse</u> qui résume bien ce qu'a dit très justement Eric Neuhoff *« La souffrance est un bon professeur »*.

Comme je vous l'ai dit précédemment, les antibiotiques favorisent la candidose mais suite à une rage de dent, j'ai été obligée d'en prendre et afin d'éviter ses effets secondaires, mon dentiste m'avait prescrit aussi de l'ultra levure.

Le soir même DOULEURS ! Je ne comprenais pas ce qui m'arrivait « ça recommence ? ». Ma sœur m'aide à trouver leurs causes et constatant que je n'avais rien changé à mon alimentation, elle me dit « ce doit être les médicaments » et là elle hurle « LEVURE, ULTRA LEVURE !!! ».

Lorsque vous prenez des antibiotiques, accompagnez-les toujours de probiotiques adaptées aux personnes faisant des candidoses et précisez toujours au médecin que vous faites de la candidose.

Même si vos douleurs s'atténuent progressivement, votre corps aura des effets rebond.

Si le candida albicans ne peut plus se nourrir de ce qu'il adore, il meurt et libère des toxines qui peuvent provoquer des crises de colite, des diarrhées et autres désagréments.

Au fur et à mesure, votre organisme va se purifier et vous pourrez, éventuellement, réintroduire un à un, certains produits mais jamais la levure, le gluten, le sucre raffiné et le lait de vache !

Dès que vous ressentez un inconfort, des douleurs, cet aliment n'est pas fait pour vous .... Il faut donc l'éliminer.

Certaines d'entre vous pourront réintégrer des fruits et d'autres non.

Ainsi, le lait de brebis ou de chèvre peut être digéré par certaines mais pas par toutes.

Le citron, par exemple, est acide à l'extérieur de notre organisme et alcalin une fois correctement métabolisé à l'intérieur. Cependant, il arrive que certaines personnes ne supportent pas bien l'acidité du citron, et en conséquence, le métabolisent mal.
Ces personnes ont généralement un surplus d'acidité dans leur organisme. Elles ne sont donc plus capables de gérer l'acidité qui leur parvient.

Je sais, c'est injuste !!!

« Ce qui est nourriture pour l'un, est poison pour l'autre »
Paraclese

N'hésitez-pas à intégrer largement dans votre alimentation des anti-fongiques naturels :

- acide caprylique qui est un acide gras naturellement présent dans la noix de coco (huile, lait, copeaux...)
- ail
- gingembre

- huile d'olive
- cannelle
- clou de girofle
- curcuma

En ce qui concerne les fruits oléagineux (et oui ce sont des « fruits » secs), ils sont en général déconseillés sauf les amandes émondées.

Là encore, certaines d'entre nous, pourront manger toute la famille des oléagineux sans difficulté et d'autres non.

Essayez ! Testez !

Pour ma part, j'en consomme sans exagération sinon ....aïe, aïe, aïe

Les purées d'amandes, de noix de cajou sont tellement délicieuses, que ce soit dans les préparations salées ou pour des en-cas avec des craquottes, qu'il est parfois difficile d'être raisonnable...

Surtout, n'oubliez pas qu'il faut savoir écouter son corps et ne pas faire un régime drastique sans compensation car les carences alimentaires (nutritionnelles) ont de nombreuses conséquences néfastes sur la santé : outre la fatigue, on note un affaiblissement de l'organisme, une résistance moindre aux infections mais aussi des problèmes cardiovasculaires, de l'hypertension, de l'hypercholestérolémie, une atrophie cérébrale.

Mangez varié.

<u>Enfin, l'exercice physique, le sport sont bénéfiques</u> :

<u>En favorisant la détoxification</u> car l'exercice physique peut accélérer le processus de nettoyage de l'organisme qui disposera de plus d'énergie et pourra mieux se consacrer à l'élimination d'une infection fongique due aux levures candida. Lorsque le cœur bat plus vite, il stimule le système lymphatique qui permet d'éliminer les toxines.

<u>En étant un soutient du système immunitaire</u> qui est vital pour la santé. En le stimulant il contribue à augmenter le taux de bonnes bactéries dans l'intestin.

Ainsi, les personnes qui font de l'exercice de manière régulière et sur le long terme sont susceptibles d'avoir une meilleure biodiversité de leur microbiote. Plus concrètement, cela signifie que le corps disposera des outils dont il a besoin pour combattre toute prolifération fongique ou bactérienne, et pourra mieux gérer la candidose.

En équilibrant les niveaux de sucre dans le sang

Les muscles, pour produire de l'énergie, utilisent le glucose (sucre dans le sang) et se faisant ils privent la levure Candida de son mets de prédilection, le sucre.

Par conséquent, l'exercice physique peut contribuer à réduire les taux glycémiques élevés, ce qui est bénéfique pour les fonctions cardio-vasculaires, mais aussi pour combattre les levures candida qui se nourrissent de sucre. Donc en leur retirant leur nutriment de base, elles auront plus de mal à proliférer.

En réduisant le stress et ses effets délétères sur l'organisme.
Lorsque nous sommes stressés, le niveau de cortisol augmente dans le corps, et le taux de sucre dans le sang avec lui. Or le sucre étant un nutriment essentiel pour le candida, il s'en sert pour croître et proliférer. Ainsi, en faisant du sport, nous augmentons notre production d'hormones du bien-être appelées endorphine, ce qui aura pour effet immédiat de baisser le niveau de stress, et par ricochet le taux de sucre dans le sang.

Cela ne veut pas dire qu'il faut courir un marathon chaque semaine ou faire 20 longueurs de piscine chaque jour !

Faites comme moi : deux à trois fois par semaine, éliminez naturellement les toxines. Transpirez en faisant le sport qui vous convient.

Sachez que l'humidité tel que le temps pluvieux, le sauna et le hammam favorise la candidose !

Et voilà, vous connaissez maintenant mon histoire avec un vrai happy end.

Ce livre est pour vous, car je sais à quel point vous le méritez et j'espère du fond du cœur qu'il vous aidera à retrouver la santé.

<u>Endométriose</u> : le combat avance doucement mais il avance

Depuis 4000 ans, on a enfermé les douleurs des femmes dans leur psyché.

Les médecins rechignaient à en comprendre la source car ils considéraient que le problème venait de leur cerveau.

Elles ont été exclues des essais cliniques et des recherches sur certaines maladies parce que les organismes féminins ont longtemps été réputés plus complexes du fait des variations hormonales et des cycles menstruels ».

Les chercheurs acceptaient donc sans trop de questionnement l'idée selon laquelle le corps des hommes était plus facile à étudier" *(source Inserm).*

Cela a conduit à des absurdités comme une étude sur la relation entre obésité / cancer du sein et de l'utérus menée... sur des hommes !

En 2016, l'académie de médecine a rappelé que les femmes, en étant exclues des essais cliniques, étaient par conséquent, jusqu'à deux fois plus sujettes aux effets secondaires des médicaments que les hommes.

Saviez-vous que l'endométriose a été décrite pour la première fois par Karl Rokitansky en 1860 mais ce n'est qu'en septembre 2020 qu'elle est entrée dans le programme des études de médecine.

Rien que pour cela, il a fallu attendre 160 ans !

Jusqu'à très récemment, le discours habituel sur la question des règles était que les douleurs et l'inconfort, ces jours invalidants au cours du cycle menstruel, étaient normaux.

Cette acceptation de la part des professionnels de soins, de l'existence de « petits maux du quotidien » chez les femmes a empêché la réflexion et les recherches pour pouvoir y pallier.

Les choses commencent à changer grâce aux forums, associations, déclarations publiques, marches mondiales et maintenant une campagne nationale...

Les médecins sont contraints à ne plus ignorer l'endométriose même s'il subsiste encore la résistance de certains gynécologues qui parlent « maladroitement » de maladie à la mode et qui redoutent le phénomène de panique chez les jeunes femmes !!!

Mi-janvier 2022, les députés ont adopté à l'unanimité une proposition reconnaissant cette maladie comme une Affection longue durée (ALD), ouvrant un remboursement des soins et des traitement à 100% (sur la base du tarif de la sécurité sociale) aux seules femmes les plus sévèrement atteintes, avec un traitement supérieur à six mois.

De quoi apporter beaucoup d'espoir à de nombreuses femmes puisque actuellement 87% des femmes malades doivent payer un reste à charge de 149,61 € chaque mois (et 128,97 € pour l'ensemble des participantes) afin de bénéficier de traitements qui ne sont pas intégralement remboursés.

Par manque d'argent, 50,3% des femmes concernées par la maladie renoncent à des soins médicaux.

De plus, pour 64% d'entre elles, l'endométriose a mis un frein à leur progression de carrière.

Pour 29% d'entre elles, la maladie a même eu un très grand impact sur leur vie professionnelle. L'endométriose a d'ailleurs contraint ces femmes à s'absenter 33 jours par an au travail et le coût sociétal global de la maladie est estimé à 10,6 milliards d'euros en France.

Enquête nationale HEROIC santé menée auprès de 2022 femmes.

Le pays le plus en avance en matière d'endométriose est l'Australie qui possède en effet un « vrai » programme avec un « vrai » budget.

La sensibilité vise les médecins comme la population, notamment les établissements scolaires.

La France est le 2ème pays qui a lancé une stratégie nationale se fondant sur 3 axes :

- Axe 1 : placer la France aux avant-postes de la recherche et de l'innovation sur l'endométriose.
- Axe 2 : garantir un diagnostic rapide et l'accès à des soins de qualité sur l'ensemble du territoire.
- Axe 3 : communiquer, former et informer l'ensemble de la société sur l'endométriose.

Parallèlement, une petite révolution est en cours : un test salivaire appelé « Endotest », qui aurait une fiabilité à 96 %, a été mis au point par une start-up française pour diagnostiquer cette maladie car la salive a une qualité d'information et une fiabilité équivalente au sang.

Attention ! ce test n'est pas encore en vente car il doit être validé par la Haute Autorité de Santé. Sans ce feu vert, il ne peut pas être commercialisé et bien sûr pas remboursé par la Sécurité Sociale.

L'étude n'ayant été faite que sur 200 femmes, il faut rester prudentes car, même si les premiers résultats sont encourageants, il faut laisser du temps au temps afin que des études sur un échantillon plus large de femmes soient faites (endométriose sévère, légère, asymptomatique etc...)

Un simple crachat pourrait donc dire si vous êtes atteintes d'endométriose.

On reçoit chez soi une boîte contenant un petit tube, dans lequel il suffit de cracher, qu'il faut refermer et envoyer dans l'enveloppe conçue à cet effet au laboratoire.

Inutile de conserver l'échantillon au réfrigérateur ni de se déplacer au laboratoire.

Le résultat du test vous parvient en dix jours maximum.

<u>Autre lueur d'espoir</u> : une étude publiée dans « Science Translational Medicine » menée par des chercheurs américains et britaniques a établi un lien entre un gène spécifique et l'endométriose.

Il s'agit du gène NPSR1 associé <u>aux formes graves</u> de l'endométriose qui conduit à la formation d'une protéine, le neuropeptide S jouant un rôle dans l'inflammation.

Selon l'Inserm, cette découverte scientifique ouvrirait une voie à de nouveaux traitements non hormonaux qui, en inhibant ce gène, entraîneraient une réduction de l'inflammation.

Tout comme le régime alimentaire non inflammatoire dont je vous ai parlé précédemment...

De nouvelles expérimentations sont en cours mais c'est prometteur.

A suivre attentivement sans emballement pour éviter d'éventuelles déceptions !

<u>Liste des associations</u> :

- EndoFrance
- ENDOmind
- EndoAction

- Info-endometriose

Tout ce que j'explique est le fruit de mon expérience suite à mon parcours médical chaotique et douloureux. Mes conseils ne font pas office de prescription médicale car je n'ai aucun diplôme de médecine ou de naturopathie.

Ils sont donnés dans un esprit de partage, d'entraide et ne sont pas à suivre sans avoir consulté, au préalable, votre médecin traitant.

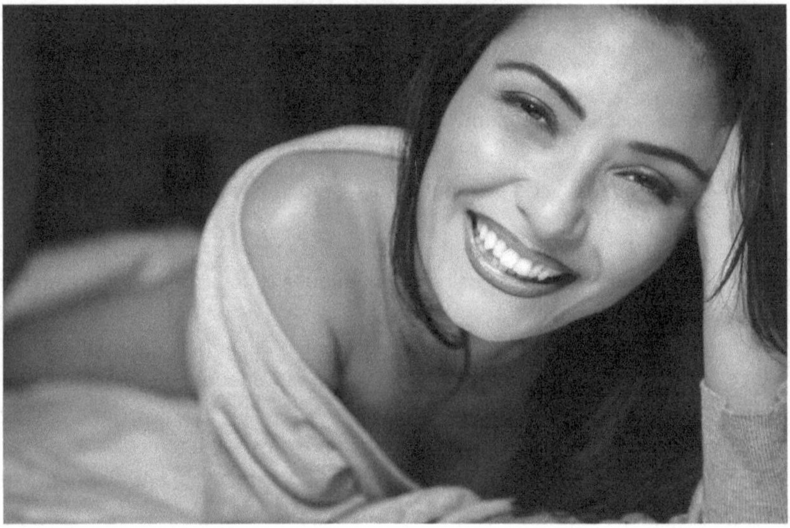

MIX
Papier | Fördert gute Waldnutzung
FSC® C083411

Kolibri 360 GmbH
Ferdinand-Jühlke-Straße 7
99095 Erfurt, Deutschland
produktsicherheit@kolibri360.de

Druck:
CPI Druckdienstleistungen GmbH
im Auftrag der
Kolibri 360 GmbH
Ferdinand-Jühlke-Str. 7
99095 Erfurt